Te $^{25}_{382}$

DE

L'ACTION DU SOUFRE

ET DES SULFUREUX

DANS

LE TRAITEMENT DE LA SYPHILIS

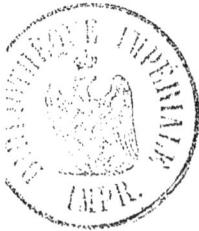

Par Léon BLANC

DOCTEUR EN MÉDECINE A AIX-LES-BAINS (SAVOIE),
EXTERNE DES HÔPITAUX DE PARIS
MÉDAILLE DE BRONZE (1865)

PARIS

ADRIEN DELAHAYE, LIBRAIRE-ÉDITEUR

PLACE DE L'ÉCOLE-DE-MÉDECINE

1867

A LA MÉMOIRE

DE MON PÈRE

LE DR L. BLANC

MÉDECIN AUX EAUX D'AIX, EN SAVOIE

DE

L'ACTION DU SOUFRE

ET DES SULFUREUX

DANS

LE TRAITEMENT DE LA SYPHILIS

De toutes les substances préconisées contre les accidents produits par la syphilis et par le traitement mercuriel, le soufre et les sulfureux, pris aux stations thermales, occupent le premier rang.

C'est aujourd'hui une vérité reconnue, non-seulement par les médecins hydrologues qui, presque tous, ont publié des mémoires sur cette question, mais aussi par les médecins syphiliographes qui, chaque année, envoient aux stations thermales sulfureuses des malades rebelles aux traitements les plus méthodiques et épuisés par les deux cachexies mercurielle et syphilitique.

Telle était, du reste, l'opinion de mon père qui résumait ainsi son expérience sur ce sujet : « Les eaux d'Aix agissent dans les affections syphilitiques comme dans toutes les affections diathésiques, c'est-à-dire en les réveillant, en les avivant, mais ne les guérissent pas. C'est un moyen précieux, soit comme pierre de touche pour édifier le médecin dans des cas douteux, comme aussi c'est un puissant adjuvant des traitements mercuriels. Tant que le virus syphilitique n'a pas été maîtrisé par le traitement spécifique, les eaux le font manifester par quelques symptômes ; ce qui fait que le médecin marche avec plus de sûreté dans l'administration des médicaments , qui sont alors mieux supportés. Outre que les eaux remplacent très-avantageusement tous les spécifiques préconisés, avec elles la salivation est plus rare, moins douloureuse et moins tenace ; le traitement spécifique peut être prolongé sans crainte de ces affections dites mercurielles, presque aussi terribles que les premières ; et, quand tout symptôme a disparu par le traitement spécifique combiné avec les eaux, le malade peut être certain que la guérison est radicale. Administrées seules, elles combattent avantageusement les dégénérescences syphilitiques, affections qui nous semblent rentrer dans le domaine de la scrofule. » (Rapport sur les eaux thermales d'Aix, en Savoie, pendant l'année 1855, par le Dr L. Blanc, président de la commission médicale des thermes en 1855, médecin de l'établissement des bains.)

La connaissance de l'efficacité de cette médication, admise par la majorité des médecins, n'est pourtant pas de date très-ancienne : en effet, Bordeu (Théophile) disait, en parlant des Eaux-Bonnes : « Nos eaux sont utiles pour toute sorte de blessures, pourvu que Mars seul en soit la cause. Mais, quelques années plus tard, il était déjà revenu sur cette assertion, comme le montre le passage suivant : « Que tout ceci soit dit seulement comme des faits historiques, nous ne pensons pas, ni ne voulons faire croire que nos eaux guérissent les maux vénériens. Mais le mercure serait-il le seul et unique remède contre ces affections? Il faut espérer qu'on déterminera mieux un jour le caractère particulier de la vérole et l'étendue des propriétés du mercure. Et si, comme le pense Baillou, le mercure est une sorte de levier dont nous nous servons pour déraciner et emporter avec force les maladies, nos eaux ne pourraient-elles pas procurer cette révolution, ou du moins seconder beaucoup l'action du mercure qui l'opère? C'est ce que nous ne pouvons décider.»

Depuis, presque tous les médecins d'eaux sulfureuses ont apporté à cette question le tribut de leur expérience; aussi serait-il trop long de faire l'énumération de tous les mémoires publiés sur ce sujet.

Je ne puis cependant passer sous silence l'opinion des deux grands syphiliographes modernes, Hunter et M. Ricord, dont l'un appelle le souffre un spécifique des accidents mercuriels, et l'autre l'introduit dans ses formules, surtout contre la stomatite mercurielle.

Mais si tout le monde est d'accord sur l'efficacité des eaux sulfureuses dans ces maladies; il n'en est plus de même quand il s'agit de déterminer leur mode d'action, leur opportunité et le degré de leur puissance curative.

Ces trois points, sur lesquels règnent les dissidences, ont frappé notre attention, d'autant plus que nous sommes appelé à exercer la médecine dans une station thermale sulfureuse. Nous avons institué

quelques expériences chimiques touchant la physio-
logie thérapeutique du soufre. Ce sont les résultats
auxquels nos sommes arrivé et nos méditations sur
ce sujet que nous venons exposer, d'une manière
incomplète, sans doute, nous réservant d'observer
plus tard et de faire subir à nos idées le contrôle de
l'expérience.

Notre but étant ainsi tracé, il nous a été nécessaire
de commencer ce travail par un exposé, le plus court
possible , de la thérapeutique du soufre. Dans la
deuxième partie, nous en discuterons l'utilité dans les
différents cas.

Dans l'étude de tout médicament, trois grands points
se présentent :

1° Action topique du médicament : effets locaux.

2° Action du médicament à l'intérieur : effets gé-
néraux ou par absorption.

3° Action du médicament sur les organes sécréteurs : effets d'élimination.

I. *Effets locaux.*

L'action locale du soufre se résume, pour ainsi dire,
dans l'excitation. Depuis l'action corrosive de l'acide
sulfurique qui désorganise les tissus jusqu'à l'action
excitante du bain sulfureux qui amène une rougeur
sur tout le corps, accompagnée quelquefois d'une
éruption de petites vésicules confluentes et doulou-
reuses, le tout constituant la *poussée.*

Cette excitation vive portée à la peau a pour effet,
sur l'homme sain, d'accélérer les fonctions sécrétoires
et d'augmenter la circulation sanguine et lympha-

tique, et si la surface cutanée présente des ulcérations atoniques, qu'elles tiennent à la syphilis ou à la scrofule ou à ces deux diathèses réunies, elle les modifie rapidement en transformant ces inflammations spécifiques en une inflammation simple, plus apte à la guérison.

Nous utiliserons tout à l'heure ces données quand nous traiterons des effets du soufre sur la syphilis.

Rappelons aussi que les sulfureux sont des poisons des organismes inférieurs; de là leur emploi dans le traitement de la gale, des affections parasitaires; de là aussi leur propriété antiputride.

Enfin, sous forme d'hyposulfites et de sulfites, ils sont désinfectants par la grande affinité que ces composés ont pour l'oxygène.

II. *Effets généraux ou par absorption.*

Le soufre et les sulfureux sont-ils absorbés? En 1843, Millon et Laveran (*Compte-rendu de l'Académie des Sciences*) disaient : « L'administration du soufre fournit des résultats négatifs, il ne s'absorbe pas et n'est oxydé ni modifié en aucune façon. »

D'une autre part, MM. Trousseau et Pidoux nous disent : « A une dose un peu élevée, 6 à 8 grammes, administrée en une fois, le soufre agit comme laxatif, sans donner lieu d'ailleurs à de vives coliques. Mais, quand on le prend à doses fractionnées, de telle manière pourtant qu'il en soit donné de 4 à 8 gr. par jour, on voit survenir une excitation générale, caractérisée par une augmentation dans la fréquence du pouls et de la chaleur à la peau. »

D'après cette description, il est facile de conclure à une absorption du soufre ; tout médicament qui a une action thérapeutique a dû être absorbé pour produire cette action. Cela du reste est démontré par l'odeur sulfureuse que dégagent les malades qui font usage du soufre, par la propriété qu'a la peau de ces mêmes individus de noircir certains métaux et de prendre elle-même une coloration jaunâtre.

Cette absoption a été du reste nettement prouvée par les travaux de M. Mialhe sur le soufre, et de M. Bonjean sur les eaux de Challes, en Savoie.

Il résulte de leurs expériences que le soufre, en présence de l'acidité du suc gastrique, n'est nullement influencé dans l'estomac, mais qu'au contact des liquides alcalins du tube digestif, une partie du soufre passe à l'état de sulfures, qui sont rapidement absorbés. Ils traversent le foie et le système porte, et à leur passage dans la veine cave laissent dégager un peu d'hydrogène sulfuré, probablement sous l'influence de l'acide carbonique que contient le sang de cette veine. Arrivés dans la circulation cardiaco-pulmonaire, ils s'oxygènent rapidement, en donnant naissance à des hyposulfites, des sulfites, et même des sulfates. Ce sont ces produits et non plus les sulfures qu'on retrouve dans les diverses sécrétions.

Mais il est plus difficile de s'expliquer comment l'un ou l'autre de ces composés peut arriver en nature à la périphérie du corps.

Ici, je laisse parler M. Mialhe, qui en donne une explication assez satisfaisante :

« Une certaine quantité de sulfure, ou plus probablement d'hyposulfite alcalin, échappe à l'action comburante de l'oxygène, et par imbibition ou endosme arrive à la surface de la peau. Là, si c'est du sulfure alcalin qui est excrété, il est instantanément décomposé par les acides de l'humeur cutanée. Il se forme un sel alcalin, et il se dégage de l'acide sulfhydrique. »

« Si c'est au contraire un hyposulfite qui est perspiré, il est décomposé par la même cause ; mais les produits de décomposition sont différents. Il se forme aussi un sel alcalin, mais il se dégage de l'acide sulfureux, et il se précipite du soufre ; ainsi s'explique la couleur jaunâtre de la peau chez les personnes qui ont pris pendant un certain temps du soufre. »

Si nous nous sommes si longuement étendu sur les détails chimico-physiologiques du soufre, c'est qu'ils nous serviront plus tard à expliquer les modifications imprimées par le soufre aux préparations mercurielles.

Il est donc prouvé que le soufre s'absorbe. Les effets que ce médicament produit par cette absorption sont de même ordre que ceux qui sont produits par les sulfureux à l'extérieur : des deux parts, il y a excitation ; seulement cette action est plus complète quand le médicament est introduit dans l'économie. Donné à dose thérapeutique, c'est-à-dire 2 à 8 gr., il amène de la chaleur à la peau, une augmentation de la soif, de l'insomnie et de la fréquence du pouls, exprimant ainsi l'excitation qu'il imprime à tous les organes.

Cette action est d'autant plus forte que l'absorption est plus complète, et ceci nous explique l'action presque toxique des sulfures alcalins qui sont plus solubles; ceci nous explique aussi pourquoi, chez les herbivores dont les humeurs sont fortement alcalines, le soufre peut devenir un poison; si bien, comme cela a été démontré à Lyon en 1811, que 500 grammes de soufre, donnés à deux chevaux, ont suffi pour amener leur mort.

Presque tous les auteurs sont unanimes à accorder au soufre cette action excitante, et M. Bouchardat, dans son *Manuel de matière médicale*, résume ainsi l'opinion de ses devanciers et la sienne : « A haute dose, il (le soufre) est purgatif ; pris en quantité moindre, son action première se rapproche des médicaments excitants : il accélère le pouls, augmente la chaleur animale, active les sécrétions cutanées, bronchique, rénale.

Il ne faudrait pourtant pas être trop absolu dans cette manière d'interpréter l'action du soufre, car il résulte des expérieuces de M. Tabourin (1) sur les animaux que le soufre et surtout les sulfures alcalins, donnés pendant un temps un peu prolongé, font survenir des phénomènes qui sont loin de représen-

(1) *Nouveau traité de matière médicale et de thérapeutique vétérinaire ;* 1853, p. 663.

ter l'excitation; en effet, le sang devient noir, diffluent, la nutrition languit, les animaux maigrissent,
perdent rapidement leurs forces et ne tardent pas
à mourir dans l'épuisement, si on ne s'arrête à
temps.

Mais ici avec M. Tabourin, avec MM. Pétrequin et
Socquet, il est bien nécessaire de distinguer les effets
primitifs des effets secondaires, si le soufre est exci-
tant dans ses effets *primitifs*, il se montre, au contraire, altérant débilitant, dans ses effets *consécutifs*,
surtout quand on le donne pendant trop longtemps et
à des doses exagérées.

Ces faits pourtant n'ont pas une valeur aussi grande
qu'on pourrait le supposer. M. Tabourin, en effet, a
expérimenté sur des herbivores, et nous nous sommes
déjà expliqué sur l'action toxique du soufre sur ces
animaux, dont les humeurs sont fortement alcalines.

Le système nerveux participe aussi à cette excitation, qui à un premier degré a été comparée par Bordeu à l'excitation produite par le café : il y a en effet
une agitation plus ou moins intense, qui se manifeste
surtout pendant la nuit, par de l'insomnie chez certaines personnes, et chez d'autres par de la céphal-
algie sus-orbitaire, des rêves pénibles, des réveils en
sursaut, une activité remarquable de certaines fa-
cultés intellectuelles, un bien-être intellectuel, ou au
contraire, une irascibilité remarquable du caractère.

Outre ces symptômes, qui se développent chez
l'homme en santé, il en est un plus souvent primor-
dial, et dont la constance est remarquable, qui se lie

à l'organe actuellement malade ou qui le fut autrefois, c'est le symptôme *douleur*. La douleur est en effet le premier symptôme qui annonce l'action des eaux sur les maladies, et non-seulement elle se fait sentir là où elle existait déjà, mais encore sur des points où elle ne s'était jamais manifestée.

III. *Effets sur les sécréteurs ou par élimination.*

1° *Sécrétion urinaire*. — Le soufre s'élimine par tous les organes simultanément, de là une nouvelle excitation. — Le soufre, en s'éliminant par les urines à l'état d'hyposulfites, de sulfites et de sulfates explique la diurèse; et cette action diurétique est tellement prononcée, qu'il est peu de malades qui n'en manifestent leur étonnement.

La quantité de principes éliminés par cette voie est assez considérable, comme le prouvent les expériences suivantes du D' Griffth.

A l'état normal, 100 grammes d'urine contiennent 0 gr. 134 d'acide sulfurique et 0 gr. 024 de soufre; ou, ce qui revient au même, l'urine rendue dans vingt-quatre heures contient 34 grains, 3 d'acide et 5 grains, 1 de soufre.

Sous l'influence de l'ingestion du soufre, M. Griffth a vu cette quantité s'élever dans vingt-quatre heures à 85 et 89 grains d'acide, et près de 8 grains de soufre.

Enfin, comme le prouvent les expériences de MM. Feran et Hortat, les urines perdent leur acidité et deviennent alcalines.

2° *Sécrétion sudoripare.* Nous avons vu le soufre éliminé par la sueur, de là hypersécrétion, dont une grande partie, il faut bien le dire, peut être attribuée à la thermalité des eaux sulfureuses naturelles.

3° *Exhalation pulmonaire.* L'action du soufre est évidente aussi sur les muqueuses; car, outre l'acide sulfurique qu'on retrouve dans le mucus, les poumons exhalent, avec de l'acide carbonique, de l'acide hydrosulfurique. C'est même cette élimination qui nous explique l'action non toxique de l'hydrogène sulfuré quand il a été absorbé par l'intestin, ou qu'il a été injecté dans les veines; quand au contraire il est absorbé par la muqueuse respiratoire, il est porté dans le cœur par les vaisseaux artériels, puis de là dans tout l'organisme, pour amener rapidement l'empoisonnement; si bien que, mêlé à l'air atmosphérique dans la proportion d'un quinze centième, il peut tuer un oiseau de petite taille, suivant l'expérience de Thénard et de Dupuytren; un huit centième peut donner la mort à un chien; un deux cent cinquantième à un cheval.

La thérapeutique du soufre étant ainsi posée, nous pouvons facilement discuter les différentes propositions émises dans les stations thermales, sur la curabilité de la syphilis par les eaux sulfureuses.

Pour cela, nous diviserons notre sujet en deux parties :

1° De l'action du soufre sur la syphilis seule et sur ses manifestations.

2° De l'influence du soufre dans le traitement mercuriel.

La première proposition sera facile à discuter, car nous trouvons dans l'excitation générale, produite par le soufre, l'explication de tous les phénomènes qui se passent.

La seconde partie offre plus de difficultés, car, parmi les médecins, règnent deux théories à propos de l'action du soufre sur les mercuriaux.

Quoi qu'il en soit, il ressort de l'exposé de l'action du soufre qu'il produit une excitation générale sur tous les organes, excitation qui est encore augmentée par la température des eaux thermales sulfureuses.

La première action du soufre sur la syphilis, qui se présente à nous, c'est la propriété qu'a ce médicament de ramener à la peau les manifestations de cette maladie.

Cette propriété est, sans contredit, une des plus importantes : car, si la syphilis a par elle-même une gravité exceptionnelle, elle en emprunte une plus grande encore à la faculté qu'elle possède de sommeiller en quelque sorte au sein de l'organisme pendant un temps plus ou moins long et de tromper ainsi, par l'absence de manifestations saisissables, sur l'opportunité de l'intervention thérapeutique.

*Toutes les eaux minérales, soit à cause de leurs principes excitants : tels que chlorure de sodium, alcalins, fer; soit à cause de leur température élevée, ont, plus ou moins, cette propriété de ramener à la peau ces manifestations de la syphilis ; et, comme le disait Patissier, de *dévoiler l'inconnu*. Mais les eaux sulfureuses l'emportent de beaucoup sur toutes leurs rivales. Cette vertu est reconnue non-seulement dans les stations thermales, mais encore dans les hôpitaux, où les bains sulfureux sont tous les jours donnés pour faire réapparaître ces manifestations.

Cette vérité est tellement prouvée, que quelques médecins comme MM. Pegot, Lambron ont voulu en faire une règle absolue : c'est-à-dire que, quelque ancienne que soit la syphilis, du moment qu'elle n'est pas guérie, elle ne manque jamais, sous l'influence des sulfureux, de réapparaître sous une forme quelconque ; aussi ces auteurs nomment-ils les eaux minérales la *pierre de touche* de la syphilis. Pour eux c'est un moyen de vérification infaillible, soit pour faire apparaître une syphilis latente, soit pour vérifier si un individu, qui a été traité d'une syphilis constitutionnelle, est parfaitement guéri.

Pour nous, nous trouvons dans l'excitation générale produite par les sulfureux, dans la modification particulière qu'ils expriment au système cutané, une explication suffisante de cette poussée à la peau de manifestation syphilitique.

Mais de là conclure à une loi absolue, telle n'est pas notre intention, ce serait nous exposer à des mécomptes trop fréquents. Telle est du reste l'opinion de M. Ricord sur ce sujet : « Les eaux sulfureuses, dit-il, ont été données comme pierre de touche, en l'absence de manifestations syphilitiques : la question

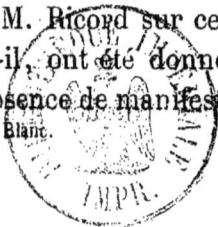

2

est grave. Il est évident que les eaux minérales peuvent mettre en mouvement les manifestations d'une diathèse éteinte ; mais il n'y a rien d'absolu dans cette action, et on ne saurait accepter aucune conclusion définitive sur ce sujet. J'ai vu des malades qui, après deux, trois ou quatre ans consacrés à des traitements par les eaux minérales, ont vu apparaître une exostose à l'improviste, et d'autres qui, malgré un traitement complet, n'ayant rien accusé ni pendant ces poussées, ni dans les mois qui suivent, ont subi une réapparition des symptômes l'été d'après. »

Ces faits dont parle M. Ricord sont rares, il est vrai, mais ils suffisent pour engager le médecin à n'être pas trop absolu dans son pronostic.

Cette opinion est du reste adoptée par la généralité des médecins hydrologues, c'est celle à laquelle s'arrêtent MM. Durand-Fardel, Pétrequin et Socquet dans leurs ouvrages sur les eaux minérales.

Les sulfureux trouvent, en second lieu, un emploi utile dans la cachexie syphilitique, pour les tempéraments lymphatiques surtout.

Dans la plupart des maladies chroniques, il existe un état général asthénique des fonctions, un ralentissement des actes organiques, un abaissement du chiffre des globules, et une augmentation de la partie aqueuse du sang.

Le même phénomène qui nous explique la poussée syphilitique nous rend compte encore de l'utilité des sulfureux. Cette excitation de tout l'organisme est bien faite pour combattre cet état asthénique, et sous

l'impulsion que le soufre imprime à tous les sécréteurs,
tous les organes se réveillent et tendent à prendre
leur vigueur primitive ; mais le but une fois atteint, il
faut s'arrêter, car alors les malades auraient tous les
symptômes de la fièvre thermale joints à l'état aigu
de la syphilis.

Pour certains tempéraments pléthoriques, cette
excitation arrive de suite à son maximum ; de là l'inutilité des sulfureux, quelquefois même leur danger
chez ces malades.

Une autre classe de malades réclame aussi une
grande réserve dans l'emploi des sulfureux ; ce sont
ceux qui, soit primitivement, soit consécutivement,
sont atteints d'une de ces formes de syphilide maligne
ulcéreuse généralisée. Le pouvoir qu'ont les eaux
sulfureuses de rappeler, pour ainsi dire, à l'état aigu
les manifestations syphilitiques est à redouter chez
eux ; et dans ces cas on ne peut se servir des sulfureux
qu'à l'intérieur, et encore avec une grande réserve,
quand les ulcères cutanés sont en partie cicatrisés
(Thèse de M. Dubuc, 1864).

Mais si dans ces cas les sulfureux doivent être pris
avec ménagement, si quelquefois même ils sont dan-
gereux, il n'en n'est plus de même pour les tempéraments lymphatiques, chez qui la moindre cause
occasionnelle va déterminer une manifestation scrofuleuse.

Comme l'a très-bien démontré M. Bazin dans ses
leçons sur la syphilis, cette diathèse a le triste privilége de faire apparaître la manifestation scrofuleuse.

Et cela n'a rien de surprenant. La syphilis, en effet,

outre ses manifestations cutanées, a une action élec-
tive sur le système ganglionnaire, comme le démon-
trent les engorgements des ganglions du cou, de
l'aine et de tout l'organisme; et, de même qu'une
plaie, un coup amènent un engorgement d'abord,
puis une suppuration de ces ganglions, de même agit
la syphilis; sans compter que la syphilis elle-même,
par la tendance qu'elle a de passer à l'état de cachexie,
développe puissamment cette tendance aux suppurations.

Ceci nous conduit tout naturellement à parler de
l'action des sulfureux sur les manifestations ulcé-
reuses de la syphilis, et même de la scrofule, lorsque
ces deux diathèses coïncident.

Voici ce qui se passe dans ces cas : irritation des
ulcères, transformation d'un état chronique et spécifique avec tendance à l'envahissement en un état aigu
plus apte à la guérison. Cette action devient bien plus
évidente encore lorsque la scrofule entre pour quelque
chose dans les ulcérations cutanées; le soufre dans ces
cas a une influence que personne n'a encore con-
testée, influence qui a été expliquée de deux manières:

Suivant les uns, le soufre et les sulfureux auraient
une action accélérante sur la circulation lymphatique
et ganglionnaire, et s'opposeraient, par conséquent,
aux engorgements et aux suppurations consécutives.

Suivant d'autres, et c'est l'opinion à laquelle nous
nous rattachons, le soufre ne porterait plus son action
sur la circulation lymphatique pour l'accélérer, mais
sur les ulcérations, cause évidente des engorgements
ganglionnaires. Ils imprimeraient à ces ulcérations

la modification curative dont nous avons parlé, et par suite préviendraient et dissiperaient les engorgements syphilitiques et scrofuleux : *sublata causa , tollitur effectus.*

Mais à quelque théorie qu'on se rattache, nous aurons une action reconstituante de l'organisme, action qui provient de cette modification même imprimée au système lymphatico-ganglionnaire.

En effet, si la théorie de MM. Virchow, Donders Kölliker, G. Sée, Ch. Robin, est vraie, à savoir que les ganglions ont, avec les glandes vasculaires sanguines, pour usage de former la grande majorité des corpuscules du chyle et de la lymphe qui, plus tard, se convertiront en globules rouges, nous aurons, par le seul fait du rétablissement des fonctions de ces glandes, une reconstitution des éléments du sang et par conséquent de tout l'organisme.

Cette explication peut être considérée comme hypothétique par quelques auteurs qui ne veulent pas attribuer aux ganglions ce rôle physiologique ; mais, quoi qu'il en soit de l'explication, le fait pratique existe et doit être pris en considération par le thérapeutiste. Dans son ouvrage sur les sulfureux dans le traitement de la syphilis, M. Lambron en fait ressortir toute l'importance quand il dit : « Les sulfites et les hyposulfites de soude, doués de la propriété de conserver aux globules sanguins leur forme et leurs propriétés, semblent jouer dans ces complications morbides le rôle important de la reconstitution globulaire. »

Enfin, comme dernier usage des sulfureux dans la

syphilis, nous parlerons de l'utilité qu'on peut en retirer dans certains cas de diagnostic difficile, où plusieurs diathèses se montrent réunies sur un même individu.

En général, les sulfureux font apparaître plus rapidement les manifestations syphilitiques ; celles-ci prennent une couleur rouge plus foncée, sans jamais amener de démangeaisons, comme cela arrive souvent pour les manifestations arthritiques, et plus souvent encore pour les éruptions herpétiques.

Quant à la scrofule, au lieu de s'aggraver d'abord et de se généraliser comme la syphilis, elle est presque toujours heureusement modifiée dès le début du traitement sulfureux, ou tout au moins elle n'en éprouve aucune influence fâcheuse.

Nous arrivons maintenant à la deuxième partie de notre travail, partie la plus importante à étudier, car c'est sur elle que portent les dissidences des médecins hydrologues. Nous voulons parler de l'influence des sulfureux sur le traitement mercuriel et sur les accidents qui en résultent.

L'étude de ces questions nécessite la connaissance préalable de l'action du mercure sur l'homme sain, de la modification qu'il imprime à la syphilis, des désordres qu'il peut amener à la suite d'un emploi prolongé ou d'une administration intempestive.

Quant à l'absorption du mercure, nous serons aussi bref que possible ; car depuis les travaux de M. Mialhe sur ce médicament, tout le monde sait que, pour être absorbées et par conséquent pour avoir une action générale, toutes les préparations mercurielles doivent être transformées en bichlorure et une petite quantité en biiodure, si bien que l'action de ce médicament dépend plus de la quantité qui a été transformée dans les intestins par les chlorures alcalins, que de la quantité qui a été ingérée.

Mais ce que nous tenons à faire ressortir, c'est la propriété que ce médicament a, quand il a été pris en excès, de former avec l'albumine de nos tissus des chloro-albuminates insolubles, qui peuvent séjourner longtemps dans l'économie, comme l'ont démontré MM. Orfila et Flandin. Ces albuminates impriment une modification particulière au sang, d'où va découler une nouvelle cachexie, la cachexie mercurielle, qui diffère de l'anémie syphilitique, en ce que le sang, au lieu de devenir diffluent, prend, au contraire, une certaine consistance, et qu'il n'est nullement besoin de l'intervention ganglionnaire pour la produire. Le médicament qui amènera la fluidification de ces précipités s'opposera, ou guérira rapidement cette cachexie, et nous verrons que le soufre se trouve précisément dans cette condition.

Ce que nous tenons aussi à indiquer, ce sont les modifications que le mercure imprime aux divers organes par lesquels il s'élimine.

Les mercuriaux s'éliminent par tous les organes simultanément; mais il est surtout trois grandes voies d'élimination qui priment toutes les autres. Ce sont : le tube digestif, la muqueuse buccale et la peau, et, si

la sécrétion vient à y être augmentée, on a trois
symptômes différents : la diarrhée, la stomatite et
l'éruption hydrargyrique; si bien que, comme cela
semble naturel, le mercure a une action physiologique
sur tous les épithéliums, auxquels il imprime une
modification particulière, modification qui va nous
rendre compte de l'action de ce médicament sur la
syphilis.

Pour nous, en effet, nous sommes disposé à admettre que le mercure n'agit pas sur la diathèse
syphilitique, et que ce n'est qu'un modificateur des
accidents de cette diathèse, et un modificateur des
accidents secondaires seulement. C'est dire, par
conséquent, que nous lui refusons le titre de spécifique, titre qui ne lui avait été attribué que parce qu'on
n'avait pas d'explications suffisantes à donner sur son
action. Telle est l'opinion professée par M. Martin-
Damourette depuis longtemps dans ses cours parti-
culiers de thérapeutique, telles sont les idées de M. Kuss
dans ses ouvrages, et auxquelles M. Sée a donné la
sanction de son autorité dans son cours de thérapeutique.

Si en effet on examine ce qui se passe chez un individu syphilitique, quand on le soumet au traitement
mercuriel, on verra combien sera facilement détruite
la prétendue spécificité de ce médicament.

En effet, si c'était un spécifique, il devrait toujours
guérir la syphilis; et les cas rebelles à cette médication
sont assez nombreux pour qu'on puisse les donner
comme preuve contradictoire.

Ce spécifique devrait toujours, et à chaque moment,

guérir la syphilis. Il n'en est rien; car tous, ou presque
tous les syphiliographes sont unanimes à reconnaître
l'inutilité de ce médicament chez un individu atteint
de chancre induré. C'est à peine s'il retarde de quelques jours la manifestation des accidents secondaires.
De plus il devrait avoir une action aussi évidente sur
les accidents tertiaires que sur les accidents secondaires, et l'expérience de tous les jours démontre
combien à la troisième période de la syphilis les préparations mercurielles sont inutiles, souvent même
nuisibles.

Enfin, comme dernier argument, si le mercure était
un spécifique, les ouvriers qui travaillent sur ce métal et qui ont tous leurs organes imprégnés de mercure, au point d'amener des accidents d'intoxication,
devraient être doués de l'heureux privilége d'échap-
per à cette triste maladie; et il n'en est rien. — On ne
peut toutefois refuser à ce médicament une action
curative; et alors comment agit-il?

Nous l'avons dit, la modification particulière qu'il
imprime à tous les épithéliums nous rend compte de
la guérison toutes les fois que les éruptions syphilitiques sont localisées à ces mêmes épithéliums; nous
voulons parler des accidents secondaires.

Mais, du moment où la lésion abandonne les épithéliums pour se localiser dans les tissus connectifs,
que ces tissus se trouvent atteints sous la peau, dans
les parenchymes, sous le périoste, pour former les
gommes, les exostoses, les caries, et en un mot tous
les accidents tertiaires, on aura recours à un médicament dont l'action modificatrice se fait sentir sur

tous ces tissus, nous voulons parler de l'iodure de potassium. Cette action de l'iode sur les tissus profonds
nous est démontrée par l'action modificatrice puissante qu'il a sur toutes les glandes et sur tous les
engorgements chroniques, par l'œdème sous-cutané
général, par la pharyngite œdémateuse et le coryza,
et par la poussée à la peau d'une éruption qui a pour
siége les glandes profondes, nous voulons parler de
l'acné iodique, tout autant de symptômes par lesquels
se révèlent les accidents de l'iodisme.

Et du moment où les accidents syphilitiques seront
localisés aux épithéliums et aux tissus connectifs,
alors sera indiqué l'emploi simultané de l'iode et du
mercure.

L'expérience de tous les jours démontre la vérité de
ces propositions. Quand, en effet, la syphilis, au lieu
de suivre sa marche ordinaire, affecte d'emblée les
tissus connectifs, comme cela se rencontre dans les
syphilides malignes précoces, on voit l'inutilité du
mercure, même au début de la maladie. Telles sont,
en effet, les conclusions auxquelles arrive M. Dubuc,
élève de M. Bazin, dans sa thèse inaugurale : «En
résumé, dit-il, on doit, quand on est en présence
d'une syphilide maligne précoce, tenter la guérison à
l'aide de l'iodure de potassium tout seul. Si on n'y
réussit pas, on adjoindra une préparation mercurielle
à la solution iodurée ; mais ce qu'il faut bien savoir,
c'est que le mercure, employé seul, reste impuissant
contre ces variétés d'éruptions syphilitiques, que par-
fois même il les aggrave.

Enfin, comme dernière preuve de l'action du mer-

cure sur les accidents de la syphilis, je citerai la modification que ce médicament imprime à ces mêmes
accidents, si bien que l'on peut reconnaître à la simple
inspection si un malade a été soumis ou non à un
traitement mercuriel (*Lecons sur les syphilides*, M. Bain, 1856).

Comme on le voit, cette manière d'envisager l'action
du mercure n'est pas une simple hypothèse; elle re-
pose sur des faits qui, nous le croyons, méritent de
fixer l'attention.

Elle a au moins pour avantage de tracer nettement
la conduite du médecin, en lui indiquant pourquoi
et à quel moment il doit donner le mercure; pourquoi
et à quel moment il doit donner l'iodure de potassium, et pourquoi enfin il doit quelquefois combiner
les deux médications; tout autant de propositions qui
avaient déjà été posées en principe par l'expérience,
sans qu'on pût en donner une explication satisfaisante.

On nous excusera de nous être étendu si longuement sur ce sujet qui semble étranger au but que nous
nous sommes proposé; mais, quand nous connaîtrons
l'action des sulfureux sur le mercure, nous verrons
que cet exposé était nécessaire pour nous faire une
idée exacte de l'action des sulfureux dans le traitement
des accidents produits par le mercure.

Si nous passons maintenant à ces accidents, nous
voyons qu'ils sont de quatre ordres :

1° La cachexie mercurielle, caractérisée par une décoloration générale, une diminution des forces, une perte de l'appétit, une bouffissure cachectique, se montrant surtout aux membres inférieurs, une diminution des globules, de l'albumine, et peut-être aussi une tendance aux hémorrhagies.

2° Les accidents nerveux, qui ne se rencontrent ordinairement que chez les individus à profession mercurielle.

3° La salivation et la stomatite mercurielle, qui peuvent exister en même temps que la cachexie, mais qui peuvent aussi survenir brusquement chez un homme fort et vigoureux, sous l'influence, soit d'une absorption trop grande de mercure, soit d'une cause occasionnelle, telle que le refroidissement, avec cette différence que dans le premier cas elle revêt une forme chronique, et dans le second une forme aiguë ;

4° Enfin la diarrhée, qui a souvent pour cause l'irritation directe produite sur la muqueuse digestive.

Ces accidents surviennent avec une intensité et une rapidité variables chez les différents individus ; et bien que les causes qui en favorisent le développement soient nombreuses, toutes se résument, pour ainsi dire, dans la difficulté qu'éprouve le mercure à s'éliminer. Aussi les sujets dont les fonctions organiques sont languissantes, comme les individus à tempérament lymphatique, ont-ils une prédisposition particulière à la cachexie. Il en est de même pour les personnes à vie sédentaire ; ce sont ces deux causes réunies qui nous expliquent la prédisposition inhérente au sexe féminin. Telle était l'opinion de Hunter :

« Je pense, dit-il, que les sujets scrofuleux et ceux de constitution lâche et délicate sont plus sujets à la salivation que ceux d'un tempérament contraire. »

D'une autre part, si, comme nous l'avons vu, l'élimination du mercure, qui se fait par trois grandes voies, vient à être supprimée d'un côté, les autres voies d'élimination, obligées de sécréter plus abondamment dans le même laps de temps, seront dans des conditions d'excitation anormale ; de là les accidents dus à l'élimination par cette voie. C'est ce qui nous explique la salivation et la diarrhée à la suite d'un refroidissement, alors que la peau ne fonctionnant plus, le mercure s'élimine par la bouche et par le tube intestinal. C'est la même cause qui explique la salivation, lorsque survient un accès fébrile, quelle qu'en soit la nature.

La troisième cause de la salivation mercurielle, c'est l'usage simultané du mercure et du sel marin, ce qui fait que tout le mercure qui a été donné a été solubilisé, puis absorbé.

Pour ce qui est de la cachexie, toutes les causes précédentes y prédisposent ; mais le fait dominant dans cette complication est la formation de chloro-albuminates d'hydrargyre, d'où découlent les autres désordres indiqués plus haut. La syphilis, elle aussi, par la tendance qu'elle a de passer à l'état de cachexie, vient elle-même jouer le rôle de cause prédisposante.

Nous arrivons maintenant à l'action des sulfureux sur le mercure introduit dans l'économie.

Deux théories se partagent les médecins hydrologues.

La première et la plus ancienne veut que les mercuriaux en présence du soufre et des sulfures se transforment en sulfures insolubles qui, par leur insolubilité même, deviendraient complétement inoffensifs.

Si cette théorie est vraie, la thérapeutique du soufre se trouve, il nous semble, de beaucoup trop réduite, et voici nos motifs :

1° Il serait inutile de donner, comme ces mêmes médecins l'indiquent, le mercure en même temps que le soufre, puisqu'il se trouverait de suite neutralisé.

2° Le mercure introduit dans l'économie n'aurait plus aucune action sur la syphilis, et l'on devrait alors, ce que personne n'a fait, attribuer au soufre seul une action curative sur la syphilis, ce que nous ne pourvons admettre.

La deuxième théorie, complétement opposée à celle-ci, veut au contraire que les préparations sulfureuses par les hyposulfites et les sulfites qu'elles introduisent dans l'économie, dissolvent les chloro-albuminates métalliques, permettent par conséquent au mercure de rentrer en circulation et d'agir de nouveau sur la syphilis.

Le Dr Astrié, qui a beaucoup étudié cette question, et qui, du reste, avait déjà été guidé dans cette voie par les travaux de M. Mialhe, partage cette opinion, qu'il a confirmée par une série d'expériences. Ayant nous-même repris une à une toutes ces expérimentations, nous avons pu nous assurer de leur exactitude, aussi ne pouvions-nous mieux faire que de les exposer ici avec les conclusions qui en découlent :

« J'ai cherché, dit-il, à déterminer quelle pouvait être l'action chimique qui permettrait aux sulfures alcalins de favoriser l'expulsion des composés mercuriels restés dans la trame des organes. Voici les résultats auxquels je suis arrivé :

« Si l'on verse dans l'albumine une solution de sublimé jusqu'à la formation d'un précipité épais, et que l'on y ajoute quelques gouttes de sulfite ou d'hyposulfite de soude, le précipité est redissous, la liqueur devient transparente; même effet avec les sulfures eux-mêmes de sodium ou de calcium, mais la liqueur brunit; si l'on verse quelques gouttes de sublimé dans le sérum du sang contenant aussi un peu de partie cruorique, il se forme un précipité blanc, et le sérum coloré prend une teinte plus rouge. Après m'être bien assuré que le précipité ne se dissolvait pas et augmentait toujours par l'addition de deuto-chlorure de mercure; j'ajoutai de l'hyposulfite de soude qui rendait à la liqueur sa transparence et la colorait en rouge un peu rosé : de même pour le sulfite. Si l'on remplace dans ces réactions l'hyposulfite par les sulfures de sodium, la liqueur prend une teinte noire, et le précipité finit par se redissoudre, pourvu qu'on ajoute un excès de sulfure.

« De quelque manière qu'on varie l'expérience, on est toujours sûr d'arriver à une solution nette, rapide et définitive du précipité albumino-mercurique par un de ces trois corps : sulfure, hyposulfite, sulfite de

soude séparés ou associés. Le sulfate sodique n'a pas
d'action bien sensible sur le précipité. »

Après avoir prouvé l'accumulation du mercure dans
les tissus et les conséquences qui en résultent,
M. Astrié arrive aux conclusions suivantes :

1° C'est une erreur de croire que les préparations
sulfureuses agissent en neutralisant, par formation
d'un sulfure insoluble, l'excès de sels mercuriels.

« 2° Lorsqu'à la suite de l'emploi prolongé des mercuriaux, il survient des accidents de saturation et de
cachexie mercurielle, les eaux sulfurées par les sulfures et surtout par les sulfites et les hyposulfites
qu'elles introduisent dans le sang et dans les trames
organiques (comme je l'ai démontré expérimentale-
ment) rendent solubles les composés albumino-hydrar-
gyriques qui fixent les sels de mercure dans les tissus
et facilitent leur élimination sous forme de composés
solubles, que la suractivité imprimée aux excrétions
cutanées, urinaires et muqueuses ne laissent plus séjourner longtemps dans l'économie. »

« 3° L'expulsion graduelle et dans des conditions
très-favorables des composés mercuriels, dont la présence prolongée dans l'économie troublait les fonctions générales, rend compte de l'efficacité des eaux
sulfureuses pour prévenir les accidents d'accumulation toxique et pour guérir la cachexie mercurielle. »

Mais, comme on le voit, toutes ces conclusions ne
reposent que sur des expériences de laboratoire. Il
fallait voir si la donnée clinique répondait à la donnée
chimique, car, s'il est vrai que les hyposulfites et les

sulfites ont une action dissolvante manifeste sur les composés hydrargyriques, on pourrait se demander si en présence de l'hydrogène sulfuré qui se trouve dans le sang, le mercure ne serait pas transformé en sulfure, composé complétement insoluble, et donner ainsi raison aux partisans de la première théorie.

MM. Pégot, Lambron ont bien publié quelques observations tendant à prouver la vérité des propositions admises par M. Astrié, mais leurs observations sont trop peu nombreuses pour qu'on puisse leur accorder une grande valeur. De plus, ces observations par elles-mêmes sont peu concluantes. Ainsi, d'après M. Pégot, M. Pagès a observé à Barèges, deux individus qui avaient autrefois abusé du mercure, mais qui n'en avaient pas pris, l'un depuis dix-huit mois, l'autre depuis quatorze. Il s'était assuré que depuis ils s'étaient soustraits à l'influence de ce médicament : chez tous deux le traitement sulfureux, dans le premier temps de son application, a provoqué une salivation avec tous les accidents de la stomatite mercurielle diphthéritique, qui a guéri en huit ou quinze jours par l'usage même des eaux qui l'avaient provoquée.

M. Hartung, d'Aix-la-Chapelle, rapporte un fait semblable, mais après dix ans de suspension du traitement mercuriel.

Ces observations sont pour nous peu concluantes, et parce qu'il s'était écoulé un temps trop long depuis le dernier traitement, et parce que nous ne pouvons admettre que le mercure accumulé dans l'économie puisse, par cette élimination provoquée par les

sulfureux, amener une salivation, quand ces mêmes
sulfureux ont précisément pour effet d'empêcher la salivation, même quand le traitement est donné à
haute dose.

Voulant savoir ce qu'il y avait de vrai dans ces propositions, nous avons étudié l'action du soufre sur le
malade lui-même, et ce sont les résultats auxquels
nous sommes arrivé que nous allons exposer dans ce
chapitre. Mais avant, je tiens à remercier ici mon
parent et ami J. Duvernay, élève du laboratoire de
M. Frémy, du concours qu'il m'a prêté dans cette
circonstance, où j'avais besoin de toute son expérience
pour des recherches si difficiles et si délicates.

Pour arriver à un résultat aussi complet que possible, nous avons expérimenté l'action du soufre sur
deux séries de malades.

La première série comprend trois malades, dont
deux syphilitiques et un atteint de cachexie avec
tremblement mercuriel professionnel, tous trois imprégnés de mercure, car les deux premiers malades
prenaient chacun 0,05 de protoiodure, l'un depuis
deux mois et demi, l'autre depuis trois mois.

Nous avons analysé l'urine de ces malades, et chez
tous trois nous y avons trouvé du mercure. La quantité de mercure trouvée était très-minime, car l'élimination de ce médicament par l'urine est très-peu
abondante, surtout si l'on considère la quantité à laquelle il est administré. Nous étant bien assurés chez
chacun des trois malades, par trois analyses différentes, que les urines contenaient bien réellement ce
métal, nous les avons soumis à l'emploi du soufre. A

chacun des deux premiers nous avons donné, pendant dix jours, 3 grammes de soufre pris en trois fois chaque jour. Au troisième malade, nous avons donné pendant le même laps de temps, deux grands verres d'eau d'Enghien, chaque jour, pensant que chez cet individu dont les fonctions digestives étaient très-languissantes, le soufre serait mieux toléré sous forme d'eau minérale naturelle.

Si la première théorie est vraie, il est évident que le mercure insolubilisé ne devra plus se retrouver dans les urines.

Or il n'en a rien été, toujours au contraire nous avons retrouvé le mercure, et les expériences ont été faites au moins pendant les dix jours qui ont suivi la première administration du soufre, l'urine de chaque malade ayant été analysée alternativement tous les deux jours.

Et même chez le troisième malade, intoxiqué par le mercure, la quantité de métal a sensiblement augmenté dès le quatrième jour du traitement sulfureux, pour ne commencer à diminuer qu'à partir du quatorzième jour. Ce qui vient bien à l'appui de nos propositions : car c'était sur ce malade surtout, comme l'indiquait la cachexie profonde dans laquelle il était tombé, que le mercure devait se trouver à l'état de combinaison d'albuminate de mercure. Nous ajouterons même que ce malade, qui prenait en même temps des bains sulfureux, a pu dès le cinquième jour du traitement se lever et aller au bain sans aides, alors qu'à son entrée à l'hôpital le tremblement était si fort que le malade était obligé de garder le lit..

La seconde série d'observations a été faite sur cinq malades différents, qui tous avaient pris pendant un certain temps une assez grande quantité de mercure, mais qui au moins depuis trois semaines n'avaient pas fait usage de ce médicament.

Ici les résultats n'ont pas été aussi heureux que chez les trois premiers malades, car, sur cinq observations, deux seulement nous ont donné un résultat satisfaisant.

Le premier malade soumis à notre observation était une femme qui pendant trois mois avait pris de la liqueur de Van Swieten pour des plaques muqueuses de la bouche, des parties génitales et de la peau. Cette malade qui avait toutes les apparences de la cachexie mercurielle et syphilitique n'avait pourtant pas pris de mercure depuis six mois et demi. Chez elle les résultats ont été complétement négatifs, c'est-à-dire que, soit avant, soit après l'administration du soufre, nous n'avons pas trouvé de traces de mercure.

Le deuxième malade avait cessé tout traitement depuis trois mois et une semaine : même résultat. Ces résultats négatifs peuvent s'expliquer, nous le croyons, par le temps assez long qui s'était écoulé depuis le dernier emploi du mercure.

Le troisième malade avait cessé les préparations mercurielles depuis vingt-huit jours seulement, et même avait pris une grande quantité de mercure, 5 pilules mercurielles chaque jour, et pendant deux mois, dont il n'a pu nous indiquer la dose. Chez lui aussi les résultats ont été négatifs. Nous n'avons pu attribuer ce résultat qu'à l'emploi que ce malade avait fait, pendant près de quinze jours après la cessation des pilules, d'une solution d'iodure de potassium qui, lui aussi, élimine rapidement le mercure accumulé dans l'économie. De plus, les deux derniers malades n'avaient aucun des signes de la cachexie mercurielle.

Les deux malades dont il nous reste à parler nous ont donné des résultats concluants.

Le premier avait cessé depuis vingt-cinq jours un traitement mercuriel qui avait duré trois mois (liqueur de Van Swieten, une cuillerée le matin).

Nous avons constaté une certaine quantité de mercure avant le traitement par le soufre et après l'administration de ce médicament; non-seulement le mercure n'a pas disparu, mais encore la quantité a augmenté d'une manière assez sensible.

Le deuxième (5me) avait cessé tout traitement depuis trente-huit jours (pilules de protoiodure).

Les urines, examinées avant l'administration du soufre, nous ont donné, 2 fois sur 3, un précipité de biiodure presque imperceptible à la loupe.

Le lendemain de la première administration du soufre, nous n'avons rien trouvé. Précipité très-minime aussi le deuxième et troisième jour, et ce n'a été qu'à partir du quatrième jour, par le traitement sulfureux, que nous avons pu obtenir un précipité assez abondant pour qu'on puisse l'apercevoir à l'œil nu.

De ces faits nous pouvons nettement conclure :

1° Que les sulfureux introduits dans l'économie ne forment pas avec le mercure des composés insolubles;

2° Qu'ils fluidifient au contraire les sels organiques de mercure accumulés dans la trame de nos organes;

et que ces composés devenus solubles sous l'influence
du soufre sont remis en circulation et éliminés en
plus grande quantité par les sécrétions.

EXPÉRIENCES.

Pour arriver à découvrir une quantité de mercure aussi mi-
nime que celle qui aurait pu ou qui aurait dû se trouver dans les
urines des malades, surtout de la seconde série, nous avons dû
recourir à un procédé capable de déceler les moindres traces ;
c'est celui qu'avait employé M. Personne pour la recherche du
mercure dans le lait des nourrices, et auquel nous avons nous-
même apporté une légère modification nécessaire, pour les malades de la deuxième série.

Les urines qui ont servi à nos recherches ont toujours été
de même quantité et de même qualité ; c'est-à-dire nous avons
pris un litre d'urine rendue pendant la nuit et dans la matinée.

Chaque urine a été soumise à un courant de chlore pendant
douze heures, et cela dans le but :

1° De décomposer l'urée en dégageant de l'acide carbonique
et de l'azote ;

2° De détruire les matières organiques ;

3° De laisser le mercure à l'état de bichlorure soluble.

La dissolution mercurielle étant ainsi obtenue, nous l'avons fil-
trée pour enlever les matières précipitées, et nous l'avons fait passer sous un courant d'hydrogène sulfuré. Mais, comme le chlore
et l'acide sulfhydrique mis en présence donnaient un abondant
précipité de soufre, nous avons dû, pour nous débarrasser du
chlore, chauffer au bain-marie jusqu'à ce que l'odeur du chlore
ait complétement disparu et qu'elle ait été remplacée par une
odeur particulière, assez analogue à celle de l'acide cyanhy-
drique.

Par le traitement à l'hydrogène sulfuré prolongé jusqu'à saturation, nous avons obtenu un précipité brunâtre, lequel, lavé,
distillé, filtré sur l'amiante, a servi aux réactions ultérieures.

Le problème que nous nous étions posé était de décomposer le sulfure de mercure obtenu, afin d'obtenir le mercure sublimé.

Nous nous sommes servis pour cette partie, la plus délicate de l'opération, de tubes de 5 à 6 millimètres de diamètre fermés par un bout et effilés de l'autre.

Dans ces tubes, nous avons placé notre précipité ainsi que l'amiante du filtre, mélangés avec de la chaux sodée, le tout bien sec.

L'extrémité effilée du tube était recourbée et plongeait dans un autre petit tube contenant un fragment d'iode. (C'est ce tube que nous avons ajouté.)

Les premiers tubes chauffés au rouge ont donné, dans la partie effilée, un dépôt visible à la loupe de gouttelettes de mercure.

Quand la quantité de mercure était si faible qu'on ne pouvait la voir, même à la loupe, alors intervenait l'utilité du deuxième tube. En effet, le premier tube, en se refroidissant, attirait dans son intérieur les vapeurs d'iode contenues dans le deuxième; ces vapeurs, au contact du mercure déposé sur les parois, donnaient d'abord une tache de couleur jaune-verdâtre de proto-iodure de mercure qui passait rapidement à la couleur rouge vif du bi-iodure, dont l'éclat servait à faire ressortir les moindres traces.

Ce deuxième tube avait encore pour double avantage de maintenir à une basse température l'effilure du premier tube, et si le mercure, au lieu de se déposer dans cette effilure, la traversait sans s'y arrêter, il venait de condenser sur le deuxième tube, où il était instantanément transformé en bi-iodure.

———

La théorie de l'absorption du soufre, de son action sur la syphilis et sur le mercure étant ainsi posée, il nous sera facile de déterminer son mode d'action curative chez les malades en puissance soit de la sy-

philis, soit des deux cachexies mercurielle et syphilitique réunies.

I. Le soufre, par le pouvoir qu'il a de ramener à la
peau la manifestation syphilitique, éclaire le diagnostic, indique l'emploi du mercure qui va agir sur
cette manifestation, et de plus en forçant, comme nous
l'avons démontré, ce médicament à s'éliminer par la
surface cutanée, il porte le médicament là où est le
mal, et favorise par conséquent la guérison.

De cette proposition il semblerait découler que l'on
devrait suivre la méthode de Boerhaave, qui consiste
à arriver de suite au maximum de saturation mercurielle, saturation prouvée par la salivation et la stomatite, auxquelles il veut arriver dans son traitement;
le mercure viendrait alors de suite et rapidement
modifier les accidents de la syphilis. Mais, si l'on examine attentivement les effets produits par cette méthode, on voit que cette manière d'agir, au lieu de
favoriser l'élimination par la peau, la diminue au
contraire. D'abord il est évident qu'une grande partie
du mercure doit s'éliminer par la salive; ensuite l'état
inflammatoire si exagéré de la muqueuse buccale
n'est pas sans amener un état fébrile, et par conséquent une absence ou tout au moins une diminution
de la fonction cutanée, d'où découle l'absence d'élimination par cette voie.

II. Le soufre et les sulfureux empêchent la salivation et la stomatite mercurielle; cette vérité est la
moins discutée, c'est aussi la plus anciennement

reconnue. Tous les médecins hydrologistes insistent sur les heureux résultats obtenus par les eaux thermales dans ces cas, et l'on voit cette propriété indiquée dans les premiers ouvrages publiés sur les eaux minérales.

Hunter lui-même en fait ressortir l'utilité, quand il dit : « Les purgatifs n'ayant pas été trouvés suffisants pour la répression des accidents, on a essayé d'autres agents thérapeutiques, et le soufre a été considéré comme le *spécifique* destiné à dissiper les effets du mercure. Que cette idée ait surgi de la pratique ou du raisonnement, cela est peu important; mais je crois avoir vu cette substance produire de bons effets dans quelques cas. Si l'on suppose que les purgatifs puissent être utiles, on réussira mieux en purgeant avec le soufre qu'avec toute autre substance, car le soufre agira alors comme purgatif et comme spécifique. »

Enfin M. Ricord donne du soufre sous forme d'opiat aux malades atteints de salivation.

Cette action des sulfureux sur la salivation mercurielle n'a rien qui nous surprenne. L'excitation générale produite par les sulfureux, surtout sur les tempéraments lymphatiques, s'oppose à la prédisposition inhérente à ces individus. Mais la cause principale de son utilité réside dans la propriété qu'a ce médicament de forcer le mercure à s'éliminer en grande partie par la surface cutanée, de diminuer par conséquent l'élimination par la bouche et le tube intestinal, et de prévenir ainsi les accidents qui résultent de l'élimination par ces voies. Il en résulte qu'ici les bains sulfureux seront spécialement indiqués; aussi ne sommes-nous pas surpris de voir MM. Trousseau et Pidoux, Cullerier refuser au soufre seul, pris à l'intérieur, une action salutaire dans cette compli·cation.

Il est pourtant nécessaire de distinguer dans cette question deux faits principaux. Si le soufre à l'intérieur a peu ou pas d'action sur la salivation se montrant accidentellement chez un malade de bonne constitution, il n'en sera plus de même lorsque cette complication sera sous la dépendance de la cachexie mercurielle; c'est ce que nous allons essayer de prouver.

III. Le soufre et les sulfureux s'opposent très-efficacement à la cachexie mercurielle et en déterminent rapidement la disparition quand elle s'est déjà montrée.

Ce fait clinique est aussi un des mieux démontrés de la thérapeutique des sulfureux, on en retrouve l'indication dans tous les ouvrages spéciaux sur ce sujet, dans tous les ouvrages de thérapeutique, et on voit même l'indication chez les peuples les moins civilisés.

A. Pelletan (juin 1853) rapporte, en effet, que les Indiens occupés aux mines de mercure de Huanca-velica (Pérou) se guérissent du tremblement et des autres accidents occasionnés par le mercure, en faisant usage, *intùs et extrà*, des eaux minérales sulfureuses qui se trouvent non loin de là.

L'action physiologique et l'action chimique du soufre

se réunissent ici pour nous rendre compte de l'utilité
du médicament.

Nous avons vu en effet que les deux causes prin-
cipales de la cachexie étaient : le ralentissement des
fonctions organiques et l'accumulation du mercure
dans l'économie. Ces deux causes sont intimement
unies l'une à l'autre et sont pour ainsi dire insépara-
bles. Par le seul fait de la paresse organique, le mercure qui n'a pas une voie suffisante d'élimination reste
dans nos tissus, et là se trouvant en excès, forme avec
l'albumine des chloro-albuminates hydrargyriques qui
vont agir à leur tour pour ralentir les fonctions des organes; si bien qu'une fois la cachexie commencée, elle a
une tendance nécessaire à son développement et à son
augmentation. Il viendrait encore s'y ajouter une autre
cause, ce serait la syphilis elle-même. « En effet, dit
Virchow, les tissus altérés par la syphilis ont plus que
d'autres la faculté de retenir le mercure. »

La modification imprimée à toute l'économie par
les sulfureux, comme nous l'avons indiqué dans la première partie de ce travail, est bien faite pour empêcher
ce ralentissement des fonctions et pour forcer le mercure à ne pas s'arrêter dans la trame organique. Et
ici encore les bains sulfureux ont une action bien plus
efficace par l'excitation qu'ils produisent sur le système cutané, et par suite sur le système lymphatique
et ganglionnaire.

Mais une fois la cachexie développée, il est de toute
nécessité de joindre au traitement externe le traitement
interne.

Le soufre, par son absorption, passe à l'état d'hyposulfite et de sulfite et ce sont ces composés qui, se trouvant en présence des chloro-albuminates-hydrargyriques, vont fluidifier ces coagulums, remettre le mercure en circulation et favoriser son élimination par la surface cutanée.

Alors intervient une nouvelle action du bain sulfureux : le mercure une fois arrivé à la peau pourrait être en partie réabsorbé par cette voie si, par l'hydrogène sulfuré que dégagent ces bains, il n'était transformé en sulfure insoluble et emporté par le bain lui-même.

C'est la réunion de toutes ces causes qui fait du soufre un médicament presque indispensable dans ces cas de cachexies rebelles qui ont résisté à toutes les autres médications.

Un autre médicament cependant joue à peu près le même rôle dans la cachexie mercurielle : c'est l'iodure de potassium.

Les travaux de MM. Melsens et Natalis Guillot nous ont fait connaître une de ses propriétés les moins contestées : comme les sulfureux, il fluidifie les albuminates mercuriques imprégnant la trame des tissus. Cette propriété n'est pas à dédaigner, et on pourra en retirer dans quelques cas les plus grands avantages : dans les syphilides graves, par exemple, résultant d'une cachexie arrivée à ses dernières limites. Il sera bon de joindre alors ce médicament aux sulfureux, et pour nous, nous préférerons donner les eaux de Challes (Savoie) qui contiennent par litre 0,0138 d'iodure de potassium, outre 0,2950 de sulfure de sodium. Mais, notons-le bien, l'iodure n'aura jamais la même action que le soufre. Celui-ci, à son action fluidifiante, joint des propriétés éminemment reconstituantes et toniques indiquées.

Enfin, comme dernière action des sulfureux sur le mercure, nous devons insister sur un fait dont il n'est fait mention nulle part, et qui pourtant a une grande valeur.

Nous savons qu'à la suite de l'administration d'un sulfureux quelconque, il se forme de l'hydrogène sulfuré dans le tube intestinal et dans le système veineux, jusqu'à l'oxydation pulmonaire. D'une autre part, nous savons aussi que l'hydrogène sulfuré précipite les préparations mercurielles, pour donner un sulfure de mercure insoluble, complétement inactif, sulfure insoluble que l'on obtiendra nécessairement si l'on donne en même temps le mercure et le soufre.

De là, la nécessité de ne donner la préparation sulfureuse qu'après l'absorption complète du mercure, c'est-à-dire environ une heure pour les préparations solubles, et une heure et demie pour les préparations insolubles, après l'ingestion du médicament mercuriel. Alors ce ne sera plus l'hydrogène sulfuré qui se trouvera en présence du mercure, mais ce seront les hyposulfites, les sulfites et les sulfates dont nous avons assez longuement développé les propriétés, et qui, loin d'insolubiliser le mercure, le rendront au contraire plus fluide, et par conséquent plus actif.

Un mot maintenant en terminant sur la guérison de la syphilis par le soufre seul.

Les sulfureux ont-ils à eux seuls le pouvoir de guérir la syphilis? A *priori* et en ne faisant attention qu'à

la modification particulière imprimée à toute la surface cutanée, on serait tenté d'accorder une action
curative, toutes les fois que la lésion élémentaire
est localisée aux épithéliums ; mais l'expérience démontre le contraire, et si le soufre modifie assez le
système cutané pour y faire développer les symptômes
de la maladie, il n'a plus sur lui une action modificatrice assez puissante pour en amener la disparition.

Il est des faits pourtant assez nombreux, où la médication sulfureuse seule a paru suffire pour amener
la guérison. Mais, on s'est trop empressé d'en faire
tous les honneurs au soufre.

C'est seulement en plaçant le malade dans de
bonnes conditions physiologiques, que le soufre agit
dans certains cas, en permettant, si je puis m'expri-
mer ainsi, au malade de se guérir lui-même, comme
cela arrive pour les syphilis légères, où l'intervention
thérapeutique n'est pas nécessaire.

Il est aussi une autre série de malades chez lesquels
le soufre semble seul amener la guérison, et ce que
nous avons dit l'explique tout naturellement. Nous
voulons parler des syphilitiques saturés de mercure,
qui viennent chercher leur guérison dans les stations
thermales. Nous avons vu, dans ces cas, la puissance
fluidifiante des sulfureux, et c'est pour ainsi dire un
second traitement mercuriel que le malade subit alors,
second traitement qui suffit à lui seul pour amener
une guérison radicale.

RÉSUMÉ.

1° Le soufre et les sulfureux à eux seuls ne guérissent pas la syphilis, mais ils ont une influence incontestable sur les complications de cette maladie.

2° Par leur action excitante, ils appellent à la peau les manifestations syphilitiques, éclairent par conséquent le diagnostic, et dirigent le médecin pour la thérapeutique.

3° Ils agissent sur les organismes, en cours de traitement mercuriel, de plusieurs manières : en portant le médicament là où est le mal ; c'est-à-dire en produisant l'élimination du mercure par la peau ; en s'opposant à l'accumulation mercurielle, et par suite, aux accidents qui en résultent : diarrhée, stomatite, cachexie, et en les guérissant quand ils se sont produits.

4° Par l'excitation cutanée qu'ils produisent, les sulfureux ont plusieurs effets : ils accélèrent la circulation sanguine et lymphatique, ils impriment aux ulcérations une modification curative, surtout lorsque la scrofule est en jeu, dissipent ainsi les engorgements ganglionnaires, et d'après la théorie moderne sur le rôle physiologique des ganglions, ils servent à la reconstitution du sang.

FIN.

A. PARENT, imprimeur de la Faculté de Médecine, rue Mr-le-Prince, 31.

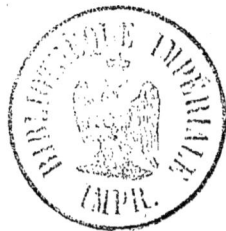